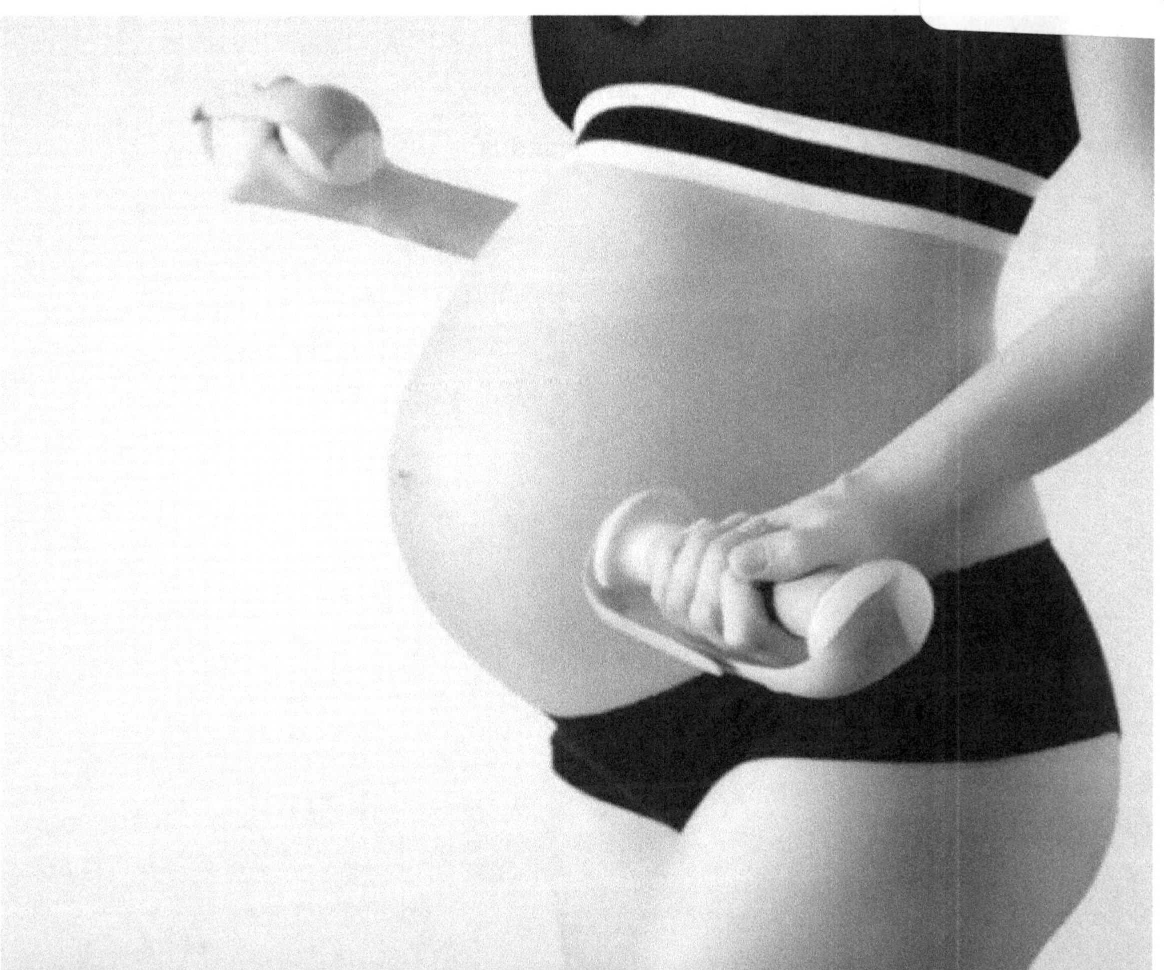

# NUTRICIÓN Y EJERCICIO DURANTE Y DESPUÉS DEL EMBARAZO

## Si eres mujer este libro es para ti

# Goncalo Paxe
# Jorge Miguel

**Aviso legal**

Se proporciona todo el material contenido en este libro con fines educativos e informativos. No Asume Responsabilidad

se alguna por cualquier resultado o resultados del uso de este material.

Cada esfuerzo ha hecho para proporcionar información que sea precisa y eficaz, el autor  asume

no ninguna responsabilidad por la exactitud o uso / mal uso de dicha información.

Usted es alentado a imprimir este libro de fácil lectura.

2

# contenidos

estar embarazada y el parto son dos más grandes milagro de la vida.

La mayoría de las mujeres, cuando se le preguntó la pregunta:  fue el más

"¿Cuál Acontecimiento Memorable de su vida" a menudo citan el embarazo y

el parto.

Es como un don de lo alto. Simplemente no hay negar las poderosas

emociones que embarazo y el parto pueden crear los padres.

Sin embargo, mientras que el embarazo es gloriosa y

la experiencia gratificante,la dura verdad es que hay unla nutrición y la forma física

aspecto de que no se puede descuidar.

Hay también otro lado de esta moneda brillante. Muchas mujeres a menudo terminan conde

la sensación que el embarazo ha arruinado su figura bien formada y

rayas que han desfigurado.

Se asume automáticamente que una vez que han dado a luz, sus

cuerpos nunca volver a la forma en que se utilizó originalmente ser.

ganancia de peso, estrías, una pérdida de apelación sexual, etc. son

consecuencias negativas que las mujeres consideran una solución de compromiso para tener

un poco hinchable bebé.

Nada podría estar más lejos de la verdad.

Sí ... el embarazo resultará en aumento de peso. Esto es natural

y,de hecho, es saludable. Sin embargo, el aumento de peso puede ser mantenida

sin dejar que se salga de control.

5

Todo el peso ganado durante el embarazo se puede perder después

del embarazo. Después de todo, es sólo la grasa y los principios de la pérdida de grasa están

escritas en piedra, sin importar si es una mujer embarazada o un hombre obeso.

Se va a tomar tiempo para derramar la grasa ... pero no hay prisa. Lento

y constante gana la carrera. Con paciencia y persistencia,se puede

definitivamente perder el exceso de grasa después del parto.

Si persiste, incluso se puede obtener más en forma y estar en mejor forma después del

parto de lo que eran antes. Su cuerpo es un maravilloso

cuerpo y se adaptará a cualquier demanda que usted pone en

él.

Lo que realmente importa es que usted cree que puede ser alcanzado.

Debe liberar cualquier creencia falsa de que el embarazo y el parto

tendrá como resultado que convertirse en una con sobrepeso, poco atractivo o

mujerrobusto.

El estado natural de las cosas significa que el aumento de peso durante

el embarazo y se perderá todo después del parto.

celebridades femeninas más aún el mundo tenían las siguientes

cosas que decir sobre el embarazo y el aumento de peso.

"Usted tiene que comer para alimentar a su bebé. Y tengo una niña, así que quiero "Usted tiene que comer para alimentar a su bebé. Y yo soy una chica, por lo que quiero

laver algún día por qué su madre tiene una buena autoestima y

problemas un buen cuerpo. Se le consigue abajo a veces, no voy a

mentir. He tenido días donde soy como, 'Ugh, deseo que éste era más fácil.' Pero

no lo es, y que está bien. "- Jennifer Love Hewitt no es, y eso está bien." - Jennifer Love Hewitt no es, y eso está bien. "- Jennifer Love Hewitt

7"

lo estoy tomando semana a semana, así que no se sienten frustrados con el mismo. "Lo estoy tomando semana a semana, así que no se sienten frustrados conmigo mismo.

Si tuviera un objetivo a largo plazo y eso es todo lo que pensé, creo que

me haría retroceder de nuevo." - Jessica Simpson me volvió de nuevo. "- Jessica Simpson me volvió de nuevo. - Jessica Simpson

"Creo que si le preguntas a cualquier madre embarazada, son como 'Quiero que mi" Creo que si le preguntas a cualquier madre embarazada, son como' Quiero que mi

cuerpo a convertir. Pero eso lleva tiempo. Se necesita nueve meses para que su cuerpo

para conseguir de esa manera, y que está poniendo en ese peso a propósito. el

segundo de empezar a bajar, '¿Qué le pasó a mi cuerpo?

Miroa mi hermoso bebé y nunca he sido más sensibles

a este cuerpo que tengo. "- Hilary Duff para este cuerpo que tengo." - Hilary Duff para este cuerpo que tengo"- Hilary Duff

El punto a tener lejos de esto es que es normal para ganar

peso y se necesita tiempo para perder se sentirá  y

deprimido de vez en cuando quiere.?.

sí se pero persistirá y finalmente obtendrá el

cuerpo que usted desea

..Hay más de simplemente bajar de peso después de dar a luz

también necesitará saber cómo comer bien durante el embarazo, tales como hacer ciertos ejercicios para mantenerse en forma y fuerte, ¿qué tipo de

suplementos a utilizar, etc.

este libro le dará consejos útiles y técnicas que puede

utilizar para recuperar la salud y mantenerse en forma durante y después embarazo.

del

Tenga en cuenta que todo esto único consejo que sólo funcionará si se adhieren

y aplicar la información de este libro a su vida

esta lista

de lectura feliz

9

## Pre-concepción: ..necesita saber debe?!

Antes incluso de quedar embarazada, usted  estar cient y que su estado

de salud, los hábitos, la dieta, el nivel de condición física y muchos otros factores que

afectan directa o indirectamente a su embarazo y fetal.

el desarrollo

Un ejemplo sería las mujeres embarazadas que tienen unde

hábito fumar.Esto causa un gran daño a la madre y al niño

dentro.

Si se va a quedar embarazada, debe eliminar a todos tus

hábitos negativos antes de la concepción.

Idealmente, usted debe hacer más ejercicio, comer una dieta limpia, evitar el alcohol

y el tabaquismo es un no-no definitivo. Si tiene algún problema con

el abuso de sustancias, etc. debe eliminar todos estos antes

de planear para tener un bebé.

Una nutrición adecuada es crucial para la etapa de prediseño y

durante el embarazo.

lindo bebé en su vientre es físicamente incapaz de

valerse por sí mismos. Todos los alimentos y nutrición que recibe está determinado

por usted. Ciertamente usted no quiere nada más allá de lo mejor para su bebé.

Un feto no muestra signos visibles de la desnutrición

durante sus chequeos mensuales. Esto significa que incluso el médico

no será capaz de determinar si el bebé está recibiendo todos los nutrientes que

necesitan.

Por lo que tendrá que asegurarse de que está comiendo lo suficiente para

dos y obtener todas las vitaminas y nutrientes necesarios. Sólo por

ser proactivo y tomar un interés activo en su comida va

a ser capaz de mantener al bebé y estar sano y

feliz.

Aquí hay algunos consejos si usted está en la fase de pre concepción.

11

- **No fumar y no alcohol**

no admite negociación aquí.

- **consumir 400 a 800 microgramos (400 a 800 mcg o 0,4 a 0,8 mg) de ácido fólico al día.**

Usted debe hablar con su médico al respecto. Él / ella será capaz de guiarlo en esta materia. El ácido fólico reduce el riesgo de defectos de nacimiento relacionados con el cerebro y la columna vertebral.

- **Obtener sus otros problemas de salud bajo el control**

Si es diabético, obeso, tiene asma, etc. usted debe conseguir estos problemas bajo control antes de quedar embarazada. Todo Estos problemas de salud pueden causar el complicaciones en embarazo.

hacer más ejercicio  Construir su fuerza y resistencia.

Cuando está embarazada, será más fácil en su cuerpo si

usted es fuerte y saludable.



Si su pareja fuma o se involucra en nocivas,

actividades  se debe tratar de ir a por el

bebé.

Al menos si no pueden salir, no deben

fumar cerca de usted o tentar a consumir alcohol

alrededor.

El médico griego, Hipócrates dijo una vez, "Que la comida sea

tu medicina y dejar que la medicina sea tu alimento".

Esto definitivamente es válido cuando usted está embarazada. Unalimpia,

dieta sana,sana hará maravillas para usted y su bebé.

Vivimos en una sociedad que está abrumado con una plétora de

opcionesalimentos.La dura verdad es que la mayoría de estos alimentos son

perjudiciales para nuestro cuerpo en el largo plazo.

Aditivos, conservantes, productos químicos, alimentos procesados, comida basura,

alimentos modificados genéticamente, etc. Todos ellos son parte de nuestra dieta en estos días

y están causando estragos en nuestra salud.

La obesidad se ha convertido en una epidemia. El número de personas

que sufren de diabetes, colesterol alto, problemas digestivos, etc.

Dispararon. El principal culpable - nuestra dieta.

Cambiar su dieta y comer limpio es una tarea hercúlea. Ade

pesar todo no se puede hacer durante la noche y ni siquiera pensar que voluntad

fuerza deba a funcionar.

Usted tendrá que hacer pequeños cambios en su dieta poco a poco

hasta formar los hábitos de comer bien. Por eso es imprescindible

que usted comienza a hacer estos cambios tres meses antes de quedar

embarazada.

Entonces usted será capaz de aliviar en una dieta saludable de  relativamente suave fácil.

format

¿Cuántas calorías debo consumir?

Muchas mujeres se preguntan sobre eso. Ellos no quieren consumir

demasiadas calorías por miedo a engordar ... pero luego

tienen todos estos antojos de alimentos repentinos que parecían saltar de
la nada.

Lo primero que debe tener en cuenta - No te obsesiones acerca de sus
calorías cuando se está embarazada. Ahora bien, no es realmente el momento de ser
analizar y contar las calorías.

El embarazo le da permiso para tomar nueve meses frente a
la cantidad de calorías y agonizando sobre los números.

Dicho esto,no es un pase libre para comer en cualquier alimento
se le presente.

Coma alimentos suficientes, pero comer la comida adecuada. la restricción de
calorías puede dañar potencialmente a su bebé.

El bajo peso al nacer, un pobre desarrollo del feto, la debilidad de la
madre, etc, todos ellos a menudo relacionada con no consumir suficientes alimentos.

Recuerde siempre, sea cual sea el peso se gana puede ser quemado

después del parto.

Una advertencia sin embargo - si usted consume demasiadas calorías Hay una advertencia sin embargo - si usted consume demasiadas calorías

hay problemas también. Usted va a obtener gran cantidad peso que  pondrá

leen riesgo de diabetes, enfermedades del corazón, parto prematuro, pre

eclampsia, etc.

Es todo un asunto de equilibrio. Coma lo suficiente para usted y su bebé. Comer

sano y comer con moderación.

Antes de continuar, es necesario calcular antes del embarazo.

ingesta diaria de calorías recomendada  Esto es en realidad

sólo su requerimiento calórico normal, si no estaba embarazada.

Usted puede encontrar esto en

http://www.freedieting.com/tools/calorie_calculator.htm

Ahora vamos a ver los alimentos que debe consumir durante

el embarazo. A decir verdad, los alimentos saludables son alimentos saludables

si está embarazada o no. No importa si usted es masculina,

mujer  joven o viejo ... Las buenas opciones de comida son siempre beneficioso.

La única diferencia es que ahora, está embarazada y es aún

más importante comer bien porque otra vida depende y se

ve afectada por sus elecciones de alimentos. Yup ... la presión está encendida.

**Alimentos que debe comer**

en la industria del fitness, hay un dicho, "Las calorías no son

iguales."

Eso significa que podría comer 300 calorías de alimentos diferentes y

tienen un mundo de resultados diferentes. Por ejemplo, si usted se comió dos

plátanos y 2 manzanas al día, lo que sería alrededor de 300

calorías. Y si tiene todas las 300 calorías de 2 bolas de

helado de chocolate?

18

serán los beneficios será la misma? adivinar qué será lo

mejor para su bebé?

1. Comer alimentos integrales 1. Coma alimentos integrales

alimentos integrales también podrían ser llamados un solo

alimentos de ingrediente. Por ejemplo, un

brócoli es un ingrediente alimentario único.

se coge ... usted sabe lo que es ...

y sabes creció desde el suelo.

ahora vamos a ver el pan blanco?

la mayoría de la gente no tiene idea de cómo se ha

hecho, qué ingredientes se utilizaron ...

y cómo el mundo hizo que tienen la

forma de pan blanco, de todos modos?

en este momento en que usted no te m idea de lo que sucede en la comida,  mejor

es evitarlo. El pan blanco utiliza harina refinada se blanquea blanco

y todo tipo de ingredientes artificiales van a hacer pan.

19

Nada Esto está haciendo su cuerpo ningún favor. Evitar los alimentos procesados

y seguir con los alimentos naturales.

2. Coma frutas y verduras 2. Coma frutas y verduras

esto es de sentido común. Todos

sabemos que las frutas y las verduras

contienen una gran cantidad de vitaminas y

minerales que nos hacen bien. Sea

consistente con su dieta. Usted

debe comer estos días.

Una manzana al día mantiene al médico lejos.

No se puede comer siete manzanas en sábado y esperar a hacer el

trabajo.No funciona de esa manera. La consistencia es la clave.

3. Asegúrese de que sólo está comiendo carbohidratos buenos 3. Asegúrese de que sólo está comiendo carbohidratos buenos

20

Los hidratos de carbono han recibido una mala reputación en los últimos años. La verdad es que los carbohidratos son esenciales para nosotros. Esto es especialmente cierto cuando se está embarazada. Los carbohidratos que dan energía y se convierten en una parte considerable de sus calorías necesarias.

Lo que importa es que consumir los carbohidratos de las fuentes sanas.

Frutas verduras, panes integrales, patatas, avena, quinua,

arroz, etc., son todos excelentes fuentes de hidratos de carbono.

Pizza, pan blanco, productos de harina blanca, etc., son los carbohidratos malos que deben ser evitados.

### 4. Comer suficiente proteína 4. Comer suficiente proteína

Estos son esenciales también. Obtener las proteínas de las carnes magras, huevos, carne y frijoles. Una vez más, se centran en la"de un solo aplicación ingrediente".Algunos cortes de pecho de pollo magra son buenos. Una pepita de pollo no es bueno. Una losa de bistec es buena. Un poco de salchichas no son buenas.

### 5. Intentar mantenerlo orgánico, si es posible. 5. Intentar mantenerlo orgánico, si es posible.

21

Si bien esto puede ser un poco caro, es altamente beneficioso. Si usted puede permitirse el lujo de comer orgánico para los 9 meses de embarazo, vaya para él.

Los alimentos orgánicos son libres de pesticidas o fertilizantes sintéticos. En el caso de que su presupuesto no le permite ir totalmente orgánico, a continuación, asegúrese de que algunos de los alimentos que se consumen son orgánicos.

alimentos como las manzanas, pimientos, apio, cerezas, uvas, nectarinas, melocotones, peras, patatas, frambuesas,y espinacas No se encontraron fresas que contienen altos niveles de pesticidas.

Entonces, tratar de mantener estos orgánicos, si usted puede.

6. Comer el tipo correcto de grasa 6. Comer el tipo correcto de grasa

aceite de oliva virgen extra y aceite virgen de coco son dos de los mejores tipos de grasa que puede consumir. De hecho, de los dos, el aceite de coco es mejor.

Las grasas saturadas se encuentran en productos de carne y animales tales como mantequilla. Estos son mejor comido con moderación.

Si se olvida de todo lo mencionado anteriormente en este capítulo sólo imprimir y sigue la lista de alimentos a continuación, que va a hacer muy bien.

23

**Vitamina Alimentación Fuente**

de vitamina A del hígado, zanahoria, patata dulce, repollo,

espinaca, repollo, melón, huevos,

mangos y guisantes

vitamina B6 cereales fortificados, plátanos,al

patatas horno,sandía, garbanzos y

el pollomama

B12 Carne rojas, aves, pescado, mariscos, huevos y

alimento diario

de vitamina C cítricos, frambuesas, pimientos,

judías verdes, fresas, papaya,

papas, brócoli y tomates

calcio,

productos lácteos jugos fortificados,enriquecida

mantequilla y los cereales fortificados, espinacas,

brócoli, okra, batata, lentejas, tofu,

col china, col rizada y el brócoli.

La vitamina D de la leche, los cereales fortificados, los huevos y los pescados grasos

(salmón, pez gato y la caballa)

Aceite de vitamina E vegetales, germen de trigo, nueces, espinacas

y los cereales fortificados

naranjas ácido fólico, zumo de naranja, fresa, frondosa

verduras, espinacas, remolacha, brócoli,

coliflor, guisantes, pasta, frijoles, nueces y

semillas de girasol

del hierro de la carne roja y de aves de corral, legumbres,

verduras, algunos granos fortificados

cereales

niacina (vitamina B3) huevos, carne, pescado , cacahuetes, cereales integrales,

productos de pan, cereales fortificados y de

granos de proteína leche,aves de corral, carne roja, pescado, mariscos,

huevos, leche, queso, queso de soja, yogur,fortificados

cereales y barras de proteína

riboflavina (vitamina B2 ) granos enteros, productos lácteos, carnes rojas,

cerdo, pollo, pescado, cereales fortificados y

los huevos

de tiamina (vitamina B1)

los granos enteros, carne de cerdo, cereales fortificados,de trigo

germany huevos

de zinc las carnes rojas, aves de corral, frijoles, nueces, gRanos,

ostras, productos lácteos y cereales fortificados

25

## Durante el embarazo

Además de los alimentos, su cuerpo también requieren suplementos. Esto es

extremadamente difícil obtener todos los nutrientes necesarios, vitaminas y

minerales que su cuerpo necesita alimentos por sí sola.

Su dieta debe ser variada y su conocimiento de la nutrición

tendrá que ser bueno para conseguir una dieta equilibrada completamente sin

discapacidad.

La mayoría de las mujeres simplemente no tienen tiempo para controlar su dieta como un

halcón y observar las diferentes vitaminas que están obteniendo.

El consumo de suplementos, usted será capaz de tomar el relevo de una

dieta que es deficiente en ciertas vitaminas y minerales.

Algunos conocimientos básicos sería muy útil sin embargo. Cuando usted

entienda lo que está comiendo, cuánto debe comer, porque

que está comiendo ... nutrición del embarazo será mucho más fácil para hacerlo
bien.

Hay una lista con 14 suplementos importantes que usted
debe consumir. Tenga en cuenta que las diarias recomendadas
raciones son sólo una estimación aproximada. Hable con su médico y
adaptar su ingesta de suplementos para satisfacer mejor sus necesidades.
Otro punto que se debe tener en cuenta que hay negativas
consecuencia de una sobredosis de vitaminas específicas. Esto suele
ocurrir por comer alimentos que contienen una vitamina particular y
consumen suplementos que contienen vitamina también. Ahora
hay un exceso en su cuerpo.

Por eso es importante informe a su médico durante sus prenatales
citas que está comiendo y qué vitaminas, medicamentos
y suplementos (incluyendo hierbas) que está tomando demasiado tiempo.
Esto ayudará a evaluar su dieta. No dejar ningún
detalle,no importa lo insignificante que creáis ellos ser.

27

Estos son los suplementos que se necesitan.

1. La vitamina A 1. La vitamina A

La vitamina A es esencial para el desarrollo del bebé huesos,

dientes, corazón, oídos, ojos y sistema inmunológico.

El objetivo es consumir al menos 770 microgramos (o 2.565 IU, ya que está

etiquetado en etiquetado nutricional) de vitamina D por día. Esto va

doble al amamantar a 1300 microgramos (4330 UI).

El consumo excesivo de vitamina A puede causar defectos de nacimiento y hepática.

**toxicidad  No consumir más de 3000 mcg (10.000 UI) toxicidad. No consumir más de 3000 mcg (10.000 UI)**

**por día.**

La vitamina A se encuentra en el hígado, zanahorias, batatas, col rizada,

col espinacas, melón, huevos, mangos y guisantes.

2. Vitamina B6 Vitamina B62.

28

Esta vitamina es también conocida como piridoxina contribuye

al desarrollo del bebé cerebro y el sistema nervioso. También

estimula el crecimiento de nuevas células rojas de la sangre, tanto para la madre y el

bebé. Algunas mujeres informan que la vitamina B6 ha ayudado a aliviar su

enfermedad de la mañana.

Las mujeres embarazadas deben consumir al menos 1,9 mg por día de

vitamina B6. Tal cantidad cuando enfermería se eleva ligeramente a 2,0 mg

por día.

La vitamina B6 se encuentra en los cereales fortificados, así como los plátanos, las

patatas cocidas al horno, la sandía, garbanzos y pechuga de pollo.

### 3. 3. La vitamina B12 La vitamina B12

La vitamina B12 trabaja con ácido fólico para ayudar a la ayuda en la

producción de glóbulos rojos sanos y promueve el desarrollo

de un cerebro sano y el sistema nervioso en el bebé.

29

El cuerpo normalmente tiene tiendas suficientes de vitamina B12 y es muy raro

una deficiencia de vitamina B12.

Las mujeres embarazadas deben consumir al menos 2,6 mcg (104 UI)

B12per día lactantes 2,8 mcg (112 UI).

Se puede encontrar en las carnes rojas, aves de corral, pescado, mariscos, huevos y lácteos.

productos

## 4. 4. La vitamina C La vitamina C

Probablemente el más famoso de todas las vitaminas, la vitamina C ayudará a

la madre y el bebé para absorber el hierro y construir un saludable.

sistema inmunológico  De lo contrario, mantener las células juntas

y ayudar al tejido corporal de construcción.

Las mujeres embarazadas deben consumir por lo menos 80-85 mg de vitamina C

por día, en periodo de lactancia no menos de 120 mg por día.

La vitamina C se encuentra en cítricos, frambuesas, pimientos,

judías verdes, fresas, papaya, papas, brócoli y

tomates, así como en muchas pastillas para la tos y otros

suplementos.

## 5. 5. Calcio El calcio

Esta vitamina es esencial para la formación de huesos de su bebé y

promueve la función óptima del cerebro y corazón bebé.

Las mujeres embarazadas deben consumir al menos 1.200 mg de calcio por

día, 1.000 mg por día de enfermería.

El calcio se encuentra en productos lácteos como leche, queso,

yogur y, en menor medida, helados,y

jugos fortificada,mantequilla y cereales, espinacas, brócoli, okra,

batata,lentejas, tofu, col china, col rizada y brócoli. Esto Está

también ampliamente disponible en forma de suplemento.

## 6. 6. La vitamina D vitamina D La

31

vitamina D'Ayuda en la absorción de calcio. Esto dará lugar a

los huesos sanos tanto para la madre y el niño.

Las mujeres que están embarazadas o lactantes deben consumir al menos

2.000 UI de vitamina D por día.

Los bebés generalmente requieren más vitamina D que los adultos. El médico

puede recomendar un suplemento de vitamina D y la fórmula para bebés está

también fortificada con vitamina D.

La vitamina D se encuentra raramente en cantidades suficientes en los alimentos comunes.

Puede, sin embargo, se encuentra en la leche (leche está fortificada más), así

como los cereales fortificados, los huevos y los pescados grasos como el salmón, pez gato y

cola de caballo. La vitamina D también se encuentra en la luz del sol, por lo que las mujeres y

los niños encontró que tenía una leve deficiencia de vitamina D puede decirse que

pasar más tiempo en el sol.

## 7. 7. La vitamina E La vitamina E

La vitamina E ayuda al cuerpo del bebé para formar y usar sus músculos y

las células rojas de la sangre.

mujeres embarazadas deben consumir por lo menos 20 mg de vitamina E por

día, pero no más de 540 mg.

La vitamina E se puede encontrar de forma natural en el aceite vegetal, el germen de trigo,

nueces, espinacas y los cereales fortificados, así como adicional.

el formato

Es mejor obtener la vitamina E de fuentes naturales que los alimenticios

suplementos sintéticos.

## 8. 8. Ácido Fólico Ácido Fólico

Esta es una de las vitaminas más importantes durante el embarazo y

es vital para el desarrollo de un bebé sano. El cuerpo utiliza

ácido fólico para la replicación del ADN, el crecimiento celular y tejido.

la formación de

fólico resultado deficiencia de ácido en muchos defectos de nacimiento desagradables, tales como

espina bífida (una condición en la que la médula espinal no se forman

completamente), anencefalia (subdesarrollo del cerebro) y

encefalocele (una condición en la que el tejido cerebral sobresale

alpiel a partir de una abertura anormal en el cráneo).

Todas estas condiciones se producen durante los primeros 28 días del de

desarrollo feto,por lo general antes de que la madre sepa que está

embarazada.

Es imperativo que se obtiene suficiente ácido fólico en su dieta antes de

quedar embarazada.

Las mujeres embarazadas deben consumir al menos 0,6-0,8 mg fólico

ácido por día.

El ácido fólico se encuentra en las naranjas, jugo de naranja, fresa,

verduras de hoja, espinaca, remolacha, brócoli, coliflor, guisantes,

pasta, granos, nueces y semillas de girasol, así como

los cereales fortificados y suplementos.

Hierro Hierro 9.9.

Esta es otra vitamina importante que contribuye al celular,la

crecimiento formación de células de la sangre y formación de la placenta.

Las mujeres que están embarazadas deben ser de al menos 27 mg de hierro por

día.

El hierro se puede encontrar en la carne roja y aves de corral, legumbres, verduras,

granos y algunos cereales fortificados.

## 10. niacina niacina 10.

Esto se conoce como la vitamina B3 y ayuda a mantener el madre

sistema digestivo funciona de manera óptima y el bebé da

energía para desarrollarse bien.

Las mujeres embarazadas deben tener una ingesta de al menos 18 mg de

niacina por día.

35

La niacina se pueden encontrar en los alimentos que son ricos en proteínas, como huevos, carnes, pescado y maní, así como los cereales de grano entero,pan productos de cereales y leche fortificada.

## 11. 11. Proteína Proteína

Proteína Laes el cuerpo del bloque de construcción celular. Todo el crecimiento y el desarrollo corporal requiere la proteína y la proteína es especialmente importante en el segundo y tercer trimestre, cuando la madre y el bebé están creciendo más rápido.

Las mujeres embarazadas y lactantes deben consumir al menos 70 g de proteína por día, que es de aproximadamente 25 g más del promedio mujeres necesitan antes del embarazo.

Las proteínas se encuentran naturalmente en los granos, aves de corral, carne roja, pescado, mariscos, huevos, leche, queso, queso de soja y yogur. También está disponible en suplementos, cereales fortificados y barras de proteína.

## Riboflavina Riboflavina 12.12.

Esto también se conoce como vitamina B2. Se da energía al cuerpo y

ayuda en el desarrollo de los huesos, los músculos y del

el sistema nervioso bebé.

Las mujeres embarazadas deben consumir al menos 1,4 mg de

por día riboflavina,1,6 mg en periodo de lactancia.

La riboflavina se encuentra en granos enteros, productos lácteos, carne roja,

carne de cerdo y aves de corral, pescado, cereales fortificados y los huevos.

**13.tiamina**

La tiamina es asistencias vitamina B1 en el desarrollo del bebé

los órganos del sistema nervioso central.

Las mujeres embarazadas y lactantes deben consumir al menos

1,4 mg de tiamina por día.

La tiamina se encuentra en los alimentos de grano entero, carne de cerdo, cereales fortificados,

germen de trigo y huevos.

zinc es esencial para el crecimiento debido a su feto ayudas en celular,

la división  el proceso principal en el crecimiento de los tejidos del bebé pequeñas

y órganos. También ayuda a la madre y el bebé para producir insulina y

otras enzimas.

Las mujeres embarazadas deben tener una ingesta de al menos 11-12 mg de

zinc al día.

El zinc se puede encontrar naturalmente en carnes rojas, aves, legumbres, frutos secos,

cereales, ostras y productos lácteos, así como cereales enriquecidos y

suplementos.

Este capítulo desglose de la nutrición y el ejercicio, dependiendo
de cada trimestre.

A estas alturas, usted debe ser consciente de qué alimentos comer y usted
debe darse cuenta de que ayuda a mantenerse activo durante su embarazo.

Por lo tanto, este capítulo será sobre la adopción de medidas y
poner en práctica la información nutricional proporcionada anteriormente.  se
También Le diga qué hacer ejercicios para ayudarle.

El primer trimestre -de nutrición y ejercicio
consejos

**Nutrición**

39

Durante el primer trimestre, el consumo de calorías no necesita
aumentar de manera significativa. Sin embargo, debe asegurarse de que está
recibiendo todas las vitaminas, minerales, etc. Esto es especialmente cierto
para el ácido fólico.

Usted no debe ser dieta o tratando de mantener su peso hacia abajo. esto
es normal para ganar un poco de peso durante el primer trimestre. Disfrutar
el proceso de embarazo.

No luche contra él por razones de vanidad.

**Ejercer**

su fuerza y resistencia antes de quedar embarazada
determinará la cantidad de ejercicio que puede hacer durante su primer
trimestre.

Hay una falacia de que las mujeres embarazadas no deben hacer ejercicio por
miedo a herir a su bebé. Eso no es verdad. El embarazo no es una
excusa para convertirse en un adicto a la televisión.

De hecho, su embarazo será más fácil si usted es moderadamente activo.

La palabra clave aquí es moderadamente. La palabra clave aquí es moderadamente. La palabra clave aquí es moderadamente.

Evitar todos los programas de formación de alto impacto, como Interviú,o Crossfit

Tabata Durante el primer trimestre.

Una de las mejores formas de ejercicio que puede hacer es rápido.

caminar  De hecho, sólo va a dar un paseo de 30 minutos al día puede ser

muy beneficioso. Pregúntele a su pareja seguirte demasiado por lo que

tiene la empresa y hay un tiempo de unión.

Si se va muy activa antes de su embarazo, es posible que pierda

sus sesiones de cardio.

41

Incluso puede participar en sesiones de cardio mientras están bajo
impacto. Una bicicleta estacionaria es una buena manera de romper un sudor.
La natación también es excelente. Es de bajo impacto y, sin embargo, muy
eficaz.

ejercicios de alto impacto tales como kickboxing, saltar,cuerpo

ejercicios de completo,etc., deben ser evitados.

No entrenar hasta el punto en que estás fuera aliento y

dificultad para respirar. Su objetivo es estar activo ... No está entrenando para

los Juegos Olímpicos.

Quiere hacer ejercicio para obtener su circulación sanguínea y del

bombeocorazón.Es más sobre la actividad de realización. Evitar el

ejercicio extenuante.

## El segundo trimestre - Nutrición y Ejercicio

## Consejos

### de nutrición

En cuanto a lo que se supone que comer, las opciones de alimentos será

el mismo para las tres cuartas partes. La única diferencia es que las

calorías pueden variar.

43

Al entrar en su segundo y tercer trimestre debería

aumentar la ingesta calórica diaria en 300 calorías.

Esto ayudará a compensar el aumento de la tasa del

crecimiento bebé.Si la ingesta de calorías antes del embarazo era de 1800 calorías

que debe consumir 2100 calorías por día.

Si se tratara de 1400 calorías que debe consumir 1700 calorías, y así

sucesivamente y así sucesivamente.

usted va a ganar peso? Sí definitivamente.

¿Está bien? Puede apostar que sí. Ahora no es el momento de preocuparse de perder ¿Está bien?
Puede apostar que sí. Ahora no es el momento de preocuparse por la pérdida

de peso.

En realidad, es saludable para ganar algún peso durante el embarazo. Comer

los alimentos correctos y comer más a fin de que no hay suficientes

calorías y nutrientes en su cuerpo, tanto para usted como para su bebé.

44

A diferencia del primer trimestre, la mayoría de las mujeres no experimentan matutinas náuseas o fatiga. El cuerpo se ha adaptado con el embarazo y por lo general esto significa más energía.

Es probable que siente que tiene más energía en su segundo trimestre.

Esto significa que usted puede ser más activo. Por supuesto, la misma regla se aplica a baja ejercicios de impacto. Sin embargo, ahora usted debe apuntar incorporar ejercicios de entrenamiento de fuerza en su régimen.

Prestar más atención a los ejercicios que tonifican los músculos de la espalda, los músculos del cuello y las piernas. Embarazo pondrá un poco de presión sobre todos estos músculos. A menudo se oye de las mujeres embarazadas se quejan de que su espalda, el cuello y las piernas duelen o se sienten cansados. Ahora sabes por qué.

Estos son algunos de los mejores ejercicios de fuerza que puede hacer

durante el segundo trimestre. Si usted no sabe cómo hacer que

ellos, siempre se puede buscar en Google ellos o buscarlos en YouTube.

•

Se pone en cuclillas

• ups paso

•embestidas

•tablas laterales modificados (rodillas a 90 grados sobre el terreno)

•puntero del

•bíceps / tríceps rizos

•

Estiramiento de la pantorrilla de la pierna recta

• estiramiento de los flexores de la cadera

por lo que va de cardio, puede continuar su caminata o

bicicleta estacionario ejercicios sesiones.

Lo que pasa es que el ejercicio que realmente depende de

propia.

Hay mujeres que son extremadamente deportiva antes del embarazo

y puede ir a correr o incluso hacer deporte durante el embarazo.

46

¿Es esta aconsejable?depende. Sólo usted sabrá sus propias

capacidades.

Idealmente, los deportes de contacto deben ser evitados.

La mejor persona para hablar, será su médico. Él / ella será

capaz de aconsejarle sobre los mejores tipos de ejercicios que son los más

adecuados para usted.

En general, la mayoría de las mujeres no tendrán ningún problema caminar o tomar una

bicicleta estacionaria. En realidad no hay necesidad de exagerar o tratar de

demostrar que el embarazo no es la celebración.

Además, no llevar más de lo que tiene que sólo porque usted está

consumiendo más calorías durante el segundo trimestre y

desea grabar ellos y mantenerse delgado.

47

Esto es contraproducente y afectará a usted y al bebé

de manera adversa.

Disfrutar de su embarazo. Obtendrá el brillo de una feliz.

mujer embarazada  No hay necesidad de preocuparse por el aspecto de un

traje de baño modelo ilustrado.

El tercer trimestre - Nutrición y Ejercicio Consejos

de nutrición

Por ahora, usted debe haber tenido varias reuniones con su

médico y él / ella debe supervisar su progreso.

¿Qué hace su necesidad de calorías debe estar en el tercer trimestre

será determinado por su condición. Su médico le indicará

si necesita comer más o menos. Sólo tienes que seguir el consejo del médico.

Ejercicio

48

ahora, la panza se debe mostrar de manera significativa. Se puede
obstaculizar la mayoría de los movimientos de los ejercicios que está acostumbrado
demasiado. Sin embargo, usted todavía será capaz de caminar o usar la
bicicleta estacionaria.

El objetivo es sólo estar moviéndose. No se centre en la sudoración o conseguir
su bombeo del corazón. No se trata de intensidad. Se trata de
movimiento.

Puede seguir los mismos ejercicios de entrenamiento de fuerza mencionadas
en el segundo trimestre.

Alternativamente, es posible que desee ir a una clase de yoga
diseñado específicamente para las mujeres embarazadas. Estas clases sea menudo
centran en el estiramiento y también alivian la tensión en la espalda,
zona de las piernas y el cuello.

En el último trimestre, cada movimiento puede ser un esfuerzo. Si usted
siente que no está en estado de ánimo para hacer ejercicio o muy poco
esfuerzo, se puede tomar un descanso.

49

Ser feliz es también importante porque si usted es feliz, el bebé
sea feliz también.

Usted también puede querer a meditar y relajarse para despejar su mente y
desestresarse. Hay un gran poder en la mediación.

¿Ahora qué?

Esta es la parte en la que sostiene a su bebé y hacer de

ruidos arrullo.También es la parte en la que pide a su pareja a hacer su

todos hacer una oferta, porque se está recuperando.

Después del parto, usted puede reducir lentamente su consumo de calorías.

Continuar con su comer limpio y comer cantidades suficientes de

alimentos nutritivos.

51

Usted será en periodo de lactancia y tendrá que alimentar a su hijo. Una vez

más, la mejor persona para hablar será su médico.

En general, hay algunos consejos de lactancia materna se debe tener en

cuenta.

• Se hará daño inicialmente

• Hidrata tus pezones con aceite

• Use ropa cómoda sujetadores

• Beba mucha agua y mantenerse hidratado en todo momento

• Coma bien y consumir suficientes calorías

¿qué sigue?

Habrá muchas otras cosas para hacer como una nueva mamá. Usted puede

aprender todo esto desde una guía para las nuevas madres.

Los que están más allá del alcance de este libro que se centra más

en la nutrición y la forma física.

Lo que nos lleva al siguiente punto ... poner su cuerpo en
forma después del parto.

2 o 3 semanas después de haber dado a luz; usted está listo para empezar a trabajar
en su programa de ejercicios.

Ahora y sólo ahora ... ... de empezar a centrarse en el logro de su
cuerpo de sueño. Por supuesto, antes de que pueda llegar necesitará
perder peso.

Una vez más usted comprobará su requisito calórico diario. Una vez
que tenga un número, que se apuntan a un déficit de 500 calorías por día.
Esto es un número seguro para apuntar.

No apunte para cortar sus calorías muy bajo. Esto no quiere acelerar
sus resultados. Se acaba de estabilizarse su cuerpo y evitar cualquier
avance ahora.

Ahora que ha dado a luz, se puede ejercer a menudo. Sin

embargo,hay algunas cosas que usted debe tener en cuenta.

Se necesitan seis semanas a tres meses para que su cuerpo para curarse después

del embarazo.

Lo que esto significa es que su programa de entrenamiento todavía debe ser de bajo

impacto. Olvidar la formación de HIIT o la carrera. bajala formación de impacto es

su mantra.

No se preocupe. Usted todavía va a perder peso en una tasa constante. Mientras que

su cuerpo está en un déficit de calorías, es inevitable que se pierde

peso.

Si caminado dos veces al día con cada sesión dura

30-45 minutos, usted se sorprenderá de la cantidad de peso que se

pierde.

54

¿Quiere ponerse a prueba? Camina hacia arriba. ¿Quieres más desafío?

Agregar pesas de tobillo y pie.

Es así como se hace.

Mientras que su dieta es limpio y saludable y se encuentra en un día

déficit de calorías... si no se pierden peso.

Muchas mujeres se ponen impacientes y quieren resultados rápidos. La pérdida de pesos

noun proceso rápido. Tanto si está embarazada o no ...

La pérdida de peso es un trabajo duro que requiere tiempo.

Nunca renunciar a él sólo porque usted piensa que le llevará

8 mesesa perder todo el peso que has ganado. El tiempo

pasará de todos modos.

Ocho meses más tarde, todavía estar donde estás, si usted no hace

un esfuerzo activo para cambiar.

55

a fin de mantenerlo lenta pero segura. Tomar una foto en un día y

tomar una foto de 6 meses más tarde. Usted se sorprenderá de los

resultados.

La mayoría de las mujeres son capaces de volver a su forma antes del embarazo del cuerpo de

dentro seis meses, sólo hacer cardio impacto bajos todos los días y el de

mantenimiento un déficit de calorías.

Si pueden hacer esto, entonces usted puede.

Después de 6 meses, consulte a su médico y ver si son capaces de aumentar la intensidad de su programa de entrenamiento.

Después de conseguir la luz verde, es hora de retirar todas las paradas.

Comenzar el entrenamiento con pesas y combinar su entrenamiento de resistencia con sesiones de cardio.

Mantenga sus sesiones de cardio corto, pero en una de alta intensidad. Esto pondrá su cuerpo en modo de quema de grasa durante horas.

Los principios son los mismos. Un déficit calórico y entrenamiento.

Para pasar de ajuste moderado del ajuste súper es sólo una cuestión de intensidad
y tiempo.

Cuanto más intensamente entrenas, mejor serán los resultados. Entrenar
intensamente durante 3 meses y que será bueno ... pero pasar un año
de entrenamiento y su cuerpo va a ser fantástico. Cuanto más larga sea la duración,
mejor de su cuerpo.

Mindset también es importante.

El nacimiento de un niño, no lo condenan a vivir la vida con un fuera de forma.

cuerpo  No es una maldición a lo largo de la vida de ser gordo.

58

De hecho, no hay nada que le impida conseguir el cuerpo

qué deseas. La única cosa que usted detiene, es usted.

Ahora usted es una madre y tiene todas las razones para ser un vivo

ejemplo para su hijo. Definir una meta de fitness para sí mismo.

Esfuércese para él. Mantener el foco y definir metas pequeñas y medibles.

Ser feliz con las pequeñas conquistas y celebrarlos. el

objetivo final es el resultado de todas las marcas que hizo a lo largo del

camino.

El tiempo vuela, y antes de que lo sepa, se obtendrá el cuerpo su

qué corazón desea. Usted será la envidia de las otras mujeres.

Probablemente piensa que tiene una buena genética o que hizo

la liposucción. La gente a menudo pone a los demás hacia abajo para levantarse hacia arriba. esto

les ayuda a ver más allá de sus propias deficiencias.

Sin embargo, usted sabrá mejor. Usted sabrá que tomó esfuerzo,

disciplina y determinación. No son éstas las cualidades que usted quiere que

su hijo tenga?

Por supuesto que lo hace. Ellos aprenden observando lo que haces

en vez de escuchar lo que dicen. Ser un ejemplo para

ellos. Ellos estarán orgullosos de ti ... y lo más importante, usted será una

madre orgullosa ... y la mamá orgullosa también.

Que es verdaderamente impagable.

**"Sensación grasa dura nueve meses ... pero la alegría de ser**

**madre dura para siempre."**

60